OPÉRATION CÉSARIENNE

RENDUE NÉCESSAIRE

PAR UN MYOME INCARCÉRÉ DANS LE PETIT BASSIN

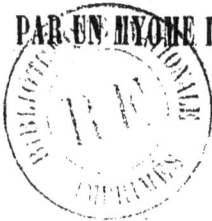

PAR

W. NETZEL

MÉMOIRE TRADUIT DU SUÉDOIS ET ANNOTÉ

Par M. le Dr **H. Cazin** (de Boulogne-sur-Mer).

(NEUF FIGURES DANS LE TEXTE)

Extrait des ARCHIVES DE TOCOLOGIE,
(Numéros d'avril 1876 et suivants).

PARIS

V. ADRIEN DELAHAYE ET Cᵒ LIBRAIRES-ÉDITEURS

Place de l'École-de-Médecine.

—

1876

OPÉRATION CÉSARIENNE

RENDUE NÉCESSAIRE

PAR UN

MYOME INCARCERÉ DANS LE PETIT BASSIN

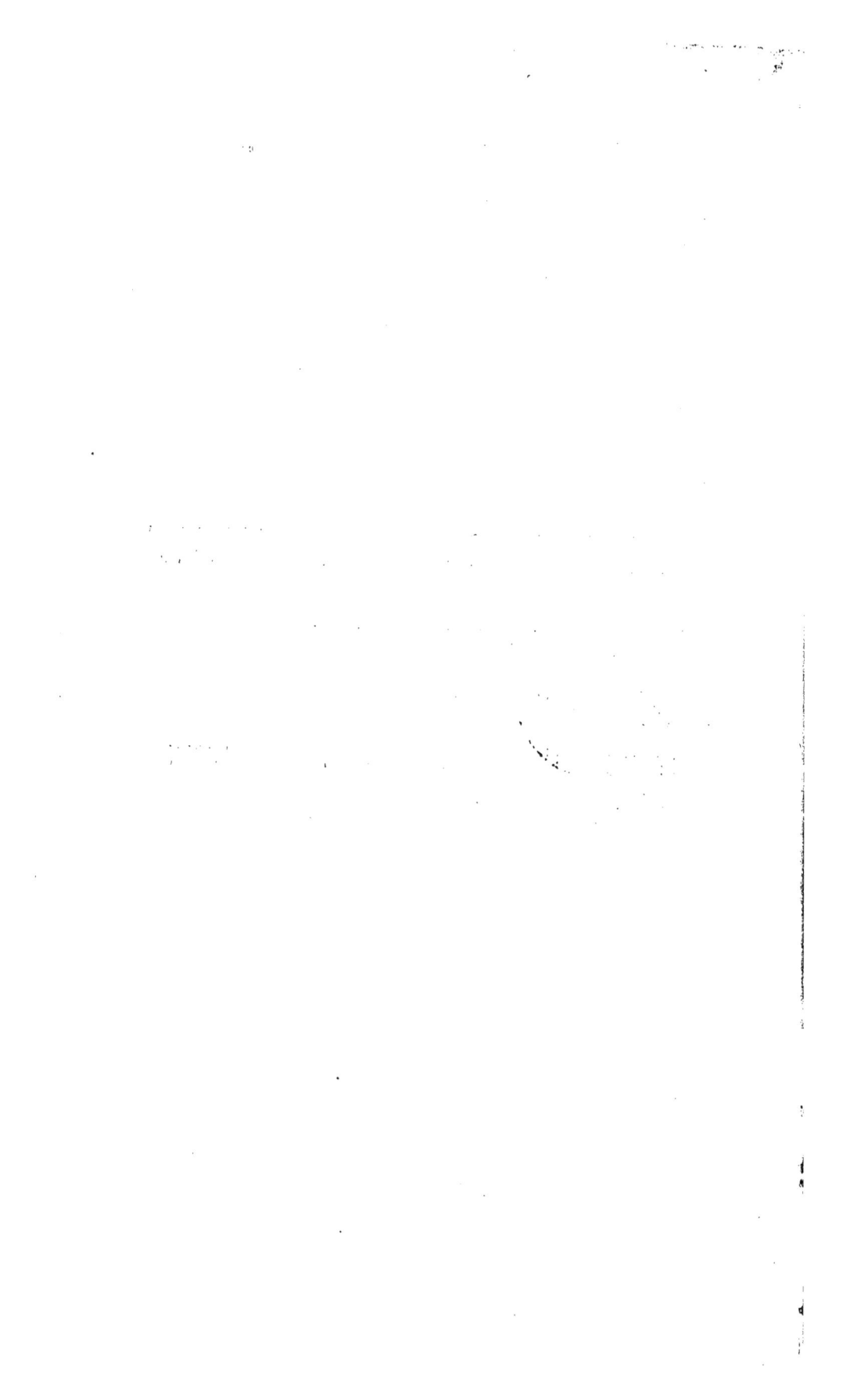

OPÉRATION CÉSARIENNE

RENDUE NÉCESSAIRE

PAR UN MYOME INCARCÉRÉ DANS LE PETIT BASSIN

PAR

W. NETZEL

MÉMOIRE TRADUIT DU SUÉDOIS ET ANNOTÉ

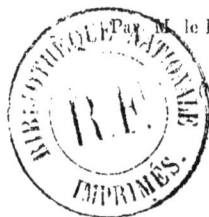

Par M. le Dr **H. Cazin** (de Boulogne-sur-Mer).

(NEUF FIGURES DANS LE TEXTE)

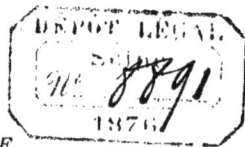

———

Extrait des ARCHIVES DE TOCOLOGIE,
(Numéros d'avril 1876 et suivants).

———

PARIS

V. ADRIEN DELAHAYE et Cᵉ, LIBRAIRES-ÉDITEURS

Place de l'École-de-Médecine.

——

1876

OPÉRATION CÉSARIENNE

RENDUE NÉCESSAIRE PAR UN MYOME INCARCÉRÉ DANS LE PETIT BASSIN

Par M. **W. Netzel** (de Stockolm) (1).

MÉMOIRE TRADUIT DU SUÉDOIS ET ANNOTÉ

Par M. le Dr **H. Cazin** (de Boulogne-sur-Mer).

Il existe dans la pratique médico-chirurgicale de bien curieuses coïncidences et des séries bizarres.

Tandis que j'opérais en France, le 13 juin 1874, la malade qui a fait le sujet d'un travail publié dans les *Archives de Tocologie* (2), le Dr Netzel, de Stockholm, la même année, presque le même jour, à la même heure, pratiquait la gastro-hystérotomie également pour un myome volumineux obstruant la filière pelvienne.

Ce distingué confrère m'a envoyé son mémoire, qui ne contient pas moins de 32 pages très-compactes, et est orné de 8 figures sur bois dont il a bien voulu aussi me confier les clichés.

---

(1) Kejsarsnitt, Nödvandjggjordt Genom ett i lilla bäckenet inkarcereradt myom, af Dr W. Netzel, i Stockolm (Aftryck ur Nord. Med. Arkiv, 1875, Band, VII, N : r, 6). Extrait des Archives médicales du Nord, Tome VII, n° 6.

(2) De l'opération césarienne en cas de tumeurs fibreuses remplissant l'excavation pelvienne, par le docteur H. Cazin, *in Archives de Tocologie*, n^{os} de novembre et décembre 1875.

J'ai cru qu'il serait utile de publier, sinon *in extenso*, du moins sous forme de traduction libre, l'observation si instructive du chirurgien suédois.

Cette observation détaillée, qui est un modèle de précision et de tact clinique, est suivie de réflexions qui présentent cette piquante particularité, qu'elles paraissent calquées sur celles que j'ai ajoutées à la narration du cas qui m'est propre. Je les ai transcrites en partie, mais j'ai pensé pouvoir supprimer tout ce qui a trait à l'historique, car cela constituerait une redite, après celui que les lecteurs des *Archives* ont dû lire dans mon travail. Du reste, le Dr Netzel n'a rassemblé que seize cas dont deux qui m'étaient inconnus, que je reproduirai à la fin de cet extrait. Il cite encore deux faits qui lui sont parvenus de seconde main. Depuis la publication de son mémoire, il a eu connaissance d'une nouvelle observation, qu'il m'a libéralement communiquée et dont je donnerai l'analyse. De plus, j'ai cru devoir omettre de reproduire les quelques recherches sur les sutures utérines qui terminent le travail du Dr Netzel. Je les citerai d'une façon complète dans une étude approfondie sur ce sujet, dont je rassemble les matériaux.

A mesure que l'occasion s'en présentera, je mettrai en saillie, dans des notes au bas de la page, les parties les plus frappantes et surtout les points communs avec mon cas, que renferme l'observation dont voici la relation :

La malade, âgée de 38 ans, mariée depuis trois ans, n'avait eu ni enfant ni fausse couche.

Elle était faible depuis longtemps, mais n'avait senti aucun malaise précis avant l'été de 1873, lorsqu'elle s'aperçut d'une tuméfaction dans l'hypogastre, à gauche, un peu au-dessous des parois du bassin. Elle n'avait pourtant éprouvé que des douleurs passagères dans l'abdomen, douleurs exaspérées par une longue constipation.

La menstruation avait toujours été peu abondante, régulière jusqu'à ces derniers temps, mais depuis peu les règles avançaient de deux ou trois jours. En même temps, il s'était montré un peu de leucorrhée.

A la première visite, le 20 septembre 1873, je fis les remarques suivantes : à la palpation abdominale on sentait, au-dessus du pubis, à gauche, une tumeur ronde, peu mobile, dure, de la grosseur d'une pomme. Par le toucher vaginal, on rencontrait une tumeur dure, hémisphérique, qui occupait presque complètement le petit bassin, accolée aux parois du vagin et du rectum ; à l'exploration bimanuelle, on sentait les limites supérieures de cette tumeur vers le côté droit du détroit supérieur, s'étendant au-delà de la ligne médiane, jusqu'au niveau de la tumeur citée plus haut, laquelle, on se le rappelle, était placée à gauche.

La portion vaginale du col utérin était refoulée tout près de la symphyse. Après l'introduction du spéculum de Sims, le museau de tanche put être fixé par un tenaculum et abaissé un peu ; il était en quelque sorte bour-soufflé ; l'orifice du col légèrement agrandi, mais sans hypertrophie ni éro-sion de la muqueuse.

Le corps de la matrice paraissait un peu en antéflexion, mais il était difficile de le distinguer nettement des tumeurs qui l'entouraient.

La malade revint le 21 novembre. Je fis alors la remarque que l'utérus pouvait être plus facilement isolé, qu'il était plus mobile et placé juste derrière la symphyse pubienne, son fond porté à gauche.

Le 22 décembre, elle me fit savoir que la menstruation, qui avait été jusque-là assez régulière, avait cessé depuis le milieu du mois d'octobre ; elle accusait en outre des maux de cœur, un besoin pressant d'uriner et ne pouvait reposer sur les côtés. Un changement remarquable avait eu lieu dans le développement de l'abdomen ; en effet, une grande partie de l'hy-pogastre était occupée par une tumeur qui s'étendait vers la ligne médiane

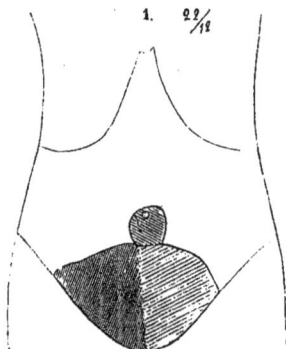

Fig. 1.

au-dessus du nombril, surmontée d'une partie ronde et dure, qui semblait être la même que j'avais observée auparavant au-dessus de la paroi gauche du bassin.

La tumeur située au-dessous, et occupant l'hypogastre, était volumineuse ; elle s'étendait des deux côtés, mais la partie gauche en était élastique, tandis que la droite restait fort dure. L'exploration bimanuelle montrait que sa totalité était entièrement continue avec celle placée dans l'excava-tion, et qui ne s'était pas modifiée depuis le précédent examen.

A gauche de la ligne médiane, c'est-à-dire au point où on percevait un sentiment d'élasticité, on entendait un souffle vasculaire du même caractère que le souffle utérin pendant la grossesse. Plus haut, on n'entendait que le bruit des pulsations de l'aorte.

Bien qu'à cette époque plusieurs des symptômes remarqués donnassent des raisons pour admettre la probabilité d'une grossesse, je ne crus pas en toute sécurité pouvoir en faire le diagnostic positif. L'augmentation de volume des tumeurs dépendait surtout de ce qu'une partie élastique s'était formée entre elles deux, ce que l'on pouvait attribuer à un kyste de l'ovaire ou plutôt par la transformation kystique d'un point du myôme utérin.

Ce qui était d'une grande importance était la présence du souffle utérin distinct, ce qui n'a lieu que très-rarement en dehors de la grossesse, mais ce qui arrive pourtant quelquefois, par suite de tumeurs abdominales et plus particulièrement, au dire de certains auteurs, dans le cas de myômes cystiques.

La difficulté du diagnostic était augmentée encore par ce fait que mon examen du développement des tumeurs étant récent, je ne pouvais juger si l'ampliation rapide actuelle différait de celle qui s'était produite avant ma première exploration.

A la visite suivante, le 23 février, je ne pus douter que la malade fût enceinte, quoique les signes certains n'existassent pas encore. En effet, l'abdomen s'était encore développé ; les seins avaient été le siége d'une turgescence marquée, et le mamelon, sous une légère pression, laissait couler un peu de sécrétion aqueuse.

La tumeur pouvait être divisée plus facilement qu'autrefois en trois parties principales : la supérieure, quelque peu mobile, dure, du volume du poing, était située sur la ligne médiane, au-dessus de l'ombilic ; la partie

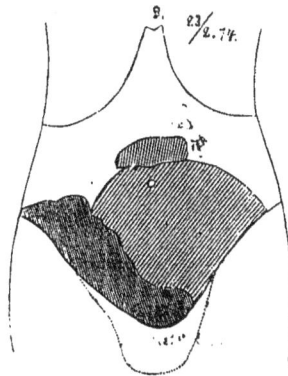

Fig. 2.

moyenne, placée immédiatement au-dessous, était molle, fluctuante, et occupait toute la fosse iliaque gauche, et par son bord supérieur courbe, surpassait de 2 centimètres le nombril ; enfin l'inférieure s'étendait à droite et se continuait sans ligne de démarcation avec la tumeur perçue dans le petit bassin ; de ce côté, la portion sous-vaginale du col s'était tellement élevée et portée à droite de la symphyse pubienne, que l'on pouvait difficilement l'atteindre avec le doigt ; elle était un peu ramollie. — Pas de pulsations ni de mouvements fœtaux.

Le professeur Anderson fut alors consulté sur la conduite à tenir. Trois choses me semblaient possibles : d'abord d'essayer l'ascension, la reposition de la tumeur pelvienne ; secondement, de pratiquer l'avortement ; troisiè-mement, de s'en tenir à l'expectation.

La première avait été déjà essayée ; la malade, couchée dans toutes les positions, j'avais, en appuyant sur la tumeur, tenté de la faire remonter, mais sans pouvoir la faire du tout changer de place ; la crainte de produire une fausse couche, même en usant du chloroforme, me fit reculer une nou-velle tentative, me réservant d'y revenir au moment où le travail se déclarerait.

En provoquant un avortement, il fallait ne compter pour rien la vie du fœtus ; si on ne veut pas admettre que la vie de la mère et celle de l'enfant ont la même valeur, on n'a pourtant pas le droit de n'attacher aucune im-portance à celle de ce dernier. Dans le cas où le sacrifice du fœtus est le seul moyen praticable pour sauver la mère, il est naturel d'y avoir recours; mais, dans le cas contraire, la vie du nouvel être doit être estimée à sa valeur.

Or, dans le cas présent, un avortement eût pu être très-dangereux pour a mère. En admettant que des contractions vigoureuses se fussent établies, l'expulsion aurait pu avoir lieu sans encombre ; mais, si le fœtus et le pla-centa ne s'étaient pas spontanément détachés, quelles difficultés n'aurait-on pas rencontrées pour les extraire, ou pour réprimer l'hémorrhagie qui au-rait pu se produire (1).

Nous sommes donc d'avis de laisser la grossesse suivre son cours, comp-tant sur la possibilité d'une ascension de la tumeur au moment du tra-vail (2) et entrevoyant la nécessité d'une opération césarienne.

La condition inévitable était le consentement de la malade, aussi lu avais-je donné, ainsi qu'à son mari, les explications et notre opinion sur la

---

(1) Je reproduis en quelques lignes ce que je disais dans mon travail : ..... Si dans certains cas l'avortement a amené des résultats heureux, si Aschwell (a) a cru devoir préconiser cette opération comme le seul moyen capable de prévenir l'inflammation et la dégénérescence des corps fibreux, si West partage le même avis, nous nous n'avons pas cru devoir le prati-quer ici..... Du reste, le manuel opératoire n'eût pas été facile, le col étant si peu accessible (b) ; j'avais, en plus, pour moi l'autorité de Simpson (c), lequel pense que l'irritation causée par les manœuvres est aussi dangereuse que l'accouchement lui-même à terme, et de M. Blot (d) admettant que dans la majorité des cas il faut s'abstenir en surveillant les malades.

(2) L'expérience nous a appris, surtout depuis les intéressantes lectures de MM. Gueniot et Depaul à la Société de chirurgie, que des tumeurs fibreuses immobiles dans l'excavation jusqu'au septième et au huitième mois, peuvent remonter et permettre un accouchement naturel. On trouvera dans mon mémoire une bibliographie complète des cas où cette rétropul-sion, soit spontanée, soit aidée de manœuvres, a été suivie de succès.

(a) Mémoire sur l'opportunité de provoquer l'avortement dans le cas de tumeurs fibreuses post-utérines, in Guy's Hosp. reports et Gaz. méd. de Paris, 1837.

(b) D. R. Rankin (Edimb. Monthly journal, 1850, vol. XI, p. 12) voulût pratiquer l'avortement, l'utérus était inaccessible.

(c) Edimb. Monthly journ. et Obstetric. Works, 1855.

(d) Bulletin de la Société de Chirurgie, 10 mars 1869.

position dans laquelle elle se trouvait, ne lui cachant pas les dangers qui la menaçaient dans l'une et l'autre alternative ; après mûre réflexion, ils déclarèrent s'en rapporter à notre jugement.

Le 16 mars, la partie élastique de la tumeur était tellement augmentée de volume, que ses limites, à droite, s'étendaient en grande partie au-delà de la ligne médiane, et celles de la partie supérieure presque jusqu'aux côtes uchos, derrière lesquelles la petite tumeur tendait à se cacher.

Ce nouveau développement de la partie gauche vers la droite donnait à l'abdomen une apparence irrégulièrement bombée.

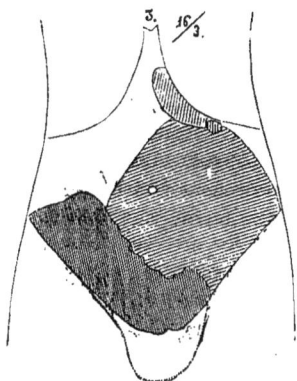

Fig. 3.

Le 26 mars. — La malade avait éprouvé un peu de douleur les jours précédents, des élancements dans le côté gauche et se plaignait d'un écoulement abondant, épais et jaunâtre. Elle n'avait pas encore senti les mouve-

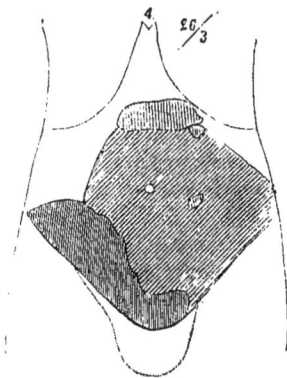

Fig. 4.

ments fœtaux, mais on les percevait distinctement à la palpation, et l'auscultation révélait des pulsations fœtales.

La forme de la tumeur s'était un peu modifiée ; la partie élastique non-seulement s'était amplifiée, mais était plus saillante.; la tumeur supérieure quittait les côtes gauches pour se porter vers l'épigastre ; de plus, on pouvait sentir une tumeur dure, de la grosseur d'une prune, située dans l'épaisseur même des parois antérieures de la matrice.

Le 9 avril. — L'utérus, encore plus volumineux, s'était déplacé par rotation de gauche à droite, de sorte que la tumeur supérieure était tout à fait à droite de la ligne médiane, et celle de la grosseur d'une prune tout à fait a univeau de la ligne blanche au-dessous du nombril.

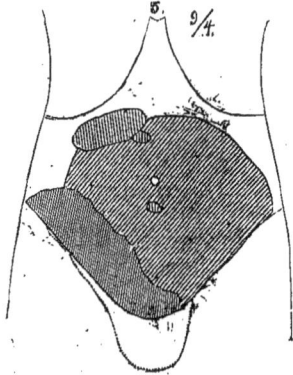

Fig. 5.

La portion pelvienne du myome s'était considérablement accrue, et la plus grande distance entre la symphyse et cette dernière était entre 1 centimètre et demi à 2 centimètres.

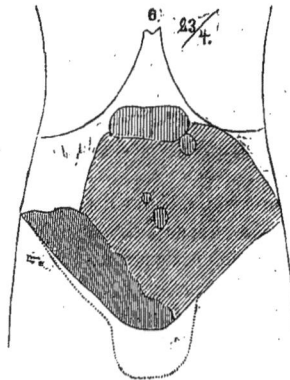

Fig. 6.

Le 23 avril. — Elle avait eu conscience des secousses du fœtus, mais ce jour seulement. L'abdomen était encore plus inégalement bombé qu'auparavant ; l'utérus s'était de nouveau reporté vers la gauche, la tumeur supérieure se plaçant juste au niveau de l'épigastre.

Le 7 mai, l'apparence symétrique de l'abdomen était la même qu'à l'exa
men précédent, bien que la tumeur solide de la fosse iliaque droite parû.
beaucoup diminuée. Cela tenait à ce que la tumeur élastique s'était avancée.
en haut et au-dessus, dans cette direction.

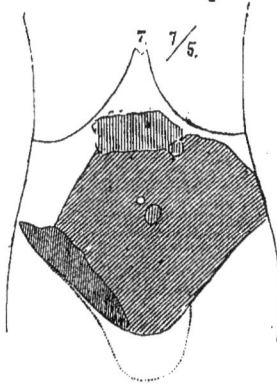

Fig. 7.

Le 21 et le 22 mai, après avoir ressenti, quelques jours auparavant
un écoulement sanguinolent, elle eut une forte hémorrhagie accompagnée
de violentes douleurs lombaires.

Elle se remit pourtant rapidement ; le fœtus avait pris une position
constante, la tête à gauche, le siége à droite ; les pulsations fœtales étaient
appréciables au-dessus du nombril.

Les derniers jours de mai, le 4, le 5, le 7 juin, pertes de sang abondantes, accompagnées de douleurs dans les lombes et le ventre. Ces hémorrhagies se renouvelant ainsi à plusieurs reprises, me faisaient craindre une
insertion vicieuse du placenta ; elles avaient amené un peu de fièvre (100),
de la faiblesse et de l'insomnie (1).

Le 10 juin, à la palpation, on sentait des contractions utérines. L'orifice
du col était remonté si haut, que par le toucher on ne pouvait atteindre aucune des parties de l'œuf.

L'utérus était tellement augmenté qu'il occupait presque entièrement la
cavité abdominale. La tumeur supérieure s'élevait très-haut dans l'épigastre et s'enfonçait en partie derrière les côtes des deux côtés.

Il était évident qu'un travail définitif s'établissait lentement.

L'état resta stationnaire avec des alternatives de calme et de douleur
jusqu'au 12 juin. Le soir de ce jour, de fortes douleurs recommencèrent,

(1) J'ai signalé la curieuse particularité de l'insertion vicieuse du placenta
coïncidant avec la présence de tumeurs utérines. Le professeur Pajot, dès
1850 (*Gazette des Hôpitaux*, 1850), avait déjà attiré l'attention sur ce fait, que
l'autopsie, ainsi qu'on le verra plus loin, est venue, dans le fait du Dr Netzel, pleinement justifier.

ainsi que l'écoulement de sang ; plusieurs caillots furent expulsés sans que cela amenât de soulagement. Bientôt il se fit une nouvelle hémorrhagie, et il s'écoula un liquide clair, mêlé de sang (1).

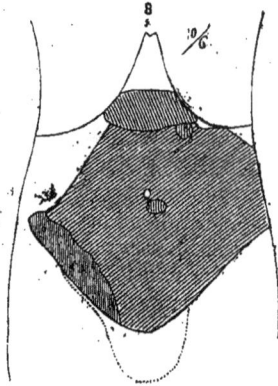

Fig. 8.

Il fut alors décidé que l'opération césarienne aurait lieu le lendemain 13 ; mais, vers les quatre heures, les douleurs et l'hémorrhagie se calmèrent, ce qui fit que l'intervention fut remise jusqu'au moment où un véritable travail d'enfantement se produirait.

La forme de l'abdomen était un peu modifiée ; l'utérus formait une une saillie oblique de gauche à droite ; la position du fœtus avait aussi un peu changé ; en conséquence, le siège était situé un peu plus bas à droite, la tête un peu plus haut à gauche. Ces modifications étaient probablement dues à l'écoulement des eaux de l'amnios et aux contractions utérines sur le fœtus, lequel, du reste, vivait encore.

A l'exploration vaginale, la tumeur pelvienne semblait occuper peut-être un peu moins de place, la distance entre elle et la symphyse était peut-être un peu plus grande ; deux doigts pouvaient s'y loger, et on atteignait le col, qui était mou et flasque, et dans l'orifice duquel on ne sentait ni poche amniotique ni partie fœtale.

Dans l'après-midi du 13, après avoir éprouvé une légère pression dans le ventre, lequel n'était pourtant pas sensible à la pression ; elle eut un violent frisson suivi d'élévation de la température, de transpiration et de soif.

Le 14. Agitation ; douleurs dans les reins ; mais pas de contractions utérines spontanées ni provoquées par la palpation ; le soir ces phénomènes s'accusent davantage.

(1) C'était là, à n'en pas douter, le moment de la rupture de la poche amniotique ; c'est aussi à ce moment qu'eût dû être pratiquée l'opération césarienne, laquelle eût été alors faite absolument le même jour, à la même heure que la mienne. Je reviendrai sur ce sujet à la fin de l'observation.

Le 15. Pas de sommeil. Aucune hémorrhagie. Mais les pulsations fœtales, qui étaient encore très-perceptibles la veille à 11 heures du soir, n'étaient plus appréciables ; tout faisait présumer la mort du fœtus ; un de ses membres était engagé dans le canal cervical au point de pouvoir être atteint par le doigt ; on crut reconnaître (ce qui était juste, ainsi que la suite le montra) la partie inférieure d'un bras avec la main tournée à gauche (1). L'orifice antérieur du col était assez dilaté pour que trois doigt placés de champ l'un près de l'autre eussent pu y pénétrer.

La tumeur pelvienne semblait avoir un peu rétrocédé, le diamètre antéro-postérieur mesurait 2 centimètres et demi.

L'opération fut pratiquée ce jour même à 11 heures du matin.

Aussitôt que le sommeil chloroformique complet eut été obtenu, le professeur Anderson, qui m'assistait, essaya de nouveau la réduction, afin que moi, qui étais préparé à faire l'hystérotomie, j'évitasse d'introduire les mains dans le vagin et le rectum ; quel que soit, en effet, le soin apporté au nettoyage des mains, il est toujours imprudent d'opérer dans une cavité séreuse de suite après une longue manipulation dans ces canaux.

La tentative de réduction ne fut pas suivie de résultat ; avant d'en arriver à l'opération césarienne, qui paraissait désormais le seul port de salut, j'avais eu une idée, c'est, une fois l'incision abdominale pratiquée, d'introduire la main dans le bassin, et d'essayer de dégager la tumeur du point où elle était logée, pour permettre alors un accouchement par les voies naturelles. Je ne me dissimulais pas les difficultés que je rencontrerais, vu le peu de succès des tentatives précédentes, et vu l'obstacle qu'un volumineux utérus aurait apporté au passage de la main ; il fallait aussi songer à faire une incision, la plus petite possible, en prévision de la nécessité où l'on serait de terminer par l'hystérotomie ; en dernière analyse, l'orifice du col aurait il été assez dilaté pour livrer passage à la main et au fœtus amené par la version ? J'abandonnai ce projet qui, je dois le dire, ne fut appuyé par aucune des personnes présentes.

Pendant la plus grande partie de la grossesse j'avais reconnu la nécessité de mettre l'incision de l'abdomen de beaucoup à gauche de la ligne médiane, parce que la grosse tumeur dépassait cette ligne dans le bas (voyez fig. VI), mais on se rappelle que la tension utérine des mois suivants changea cette disposition. Je pratiquai donc l'incision sur la ligne blanche (2).

---

(1) J'ai déjà attiré l'attention sur ce fait de la présentation des membres dans le cas de tumeurs utérines causant la dystocie. Le moule maternel, étant modifié (Tarnier), le fœtus change de position et se présente par les pieds ou l'épaule. Dans le cas qui m'est propre, c'est la main gauche qui s'engageait dans l'étroite filière compris centre la symphyse et le fibro-myome.

(2) J'ai essayé de montrer toute l'importance de la direction à donner à l'incision. Nous avons, d'après les observations publiées, cherché à établir qu'il faut, par un examen préalable très-attentif, rechercher le siège de l'utérus gravide et celui des tumeurs, et, opérant au niveau de l'utérus

L'utérus était, à ce niveau, mince, sans tumeurs, rouge et congestionné. Malgré cela, ses parois, rapidement incisées, donnèrent très-peu de sang, elles mesuraient un demi-centimètre d'épaisseur seulement. On ne tomba pas sur le placenta; le dos du fœtus se présenta; l'extraction fut facile, le bras droit sortit le premier, puis le siége, puis les jambes, puis le tronc, et en dernier lieu la tête. Un aide placé de chaque côté pressait fortement les parois abdominales contre l'utérus, et, au moment de la sortie de l'enfant, chacun d'eux enfonça et plia un doigt en forme de crochet dans les angles supérieur et inférieur des incisions, et tint ainsi l'utérus fortement fixé aux parois abdominales.

Un mélange de liquide amniotique et de méconium se fit jour en petite quantité; immédiatement après la cavité de l'utérus se remplit d'une *mer de sang*. En effet, en bas et à droite, un bord décollé du placenta était le point de départ de l'hémorrhagie; ce bord fut saisi et l'arrière-faix décollé en toute hâte; par suite de cette précipitation, une petite partie des membranes fut déchirée et resta adhérente à la matrice.

L'hémorrhagie devint terrible; l'utérus, absolument flasque, ne montrait aucune disposition à se contracter ni par le massage, ni par l'application de la glace.

Une artère utérine donnant des jets de sang fut liée (1).

La tumeur supérieure tenant trop de place dans l'abdomen, et les premiers moyens hémostatiques ayant fait perdre beaucoup de temps, je ne recourus pas à la compression de l'aorte.

Mon intention avait été, dans tous les cas, de suturer la plaie utérine, je me vis forcé d'y avoir recours pour arrêter le sang. Neuf sutures de soie furent passées en grande hâte sur toute la hauteur de l'incision, qui mesurait de 11 à 12 centimètres, comprenant dans l'anse les parois utérines. Comme, pendant ces manœuvres, l'utérus ne se contractait pas, les aides, pour empêcher le sang de pénétrer dans la cavité péritonéale, appuyèrent énergiquement l'utérus contre les parois de l'abdomen, de sorte que les lèvres de l'incision se rapprochèrent; après leur réunion complète, elles formèrent une crête peu élevée sur la surface de la matrice. Dès lors il ne coula plus de sang (2).

---

faire correspondre la direction de l'incision avec celle de l'axe plus ou moins déplacé. C'est pour ne pas avoir suivi ce précepte que Stover, dont nous donnerons bientôt la relation de l'opération, fut obligé de sectionner un fibrome cystique pour arriver jusqu'à l'œuf, ce qui détermina ou contribua à déterminer une hémorrhagie effroyable.

(1) Nouveau point de ressemblance avec mon cas. La ligature de ces artères, recommandée par Bell, Siebold et Ritgen, mais absolument abandonnée depuis, parce que les fils avaient une certaine tendance à sectionner les tissus utérins, a pu être exécutée sans amener ce résultat par M. Netzel et par moi. J'avais employé le ténaculum.

(2) Je fus aussi obligé d'appliquer des sutures afin de me rendre entièrement maître du sang; seulement j'ai mis en usage des fils métalliques. Le

La plaie extérieure est fermée par des sutures profondes et superficielles de fil d'argent; le pansement consista en une compresse imbibée d'huile phéniquée recouverte de coton cardé, quelques bandelettes de sparadrap et un bandage abdominal simple.

Le fœtus, du sexe masculin, non à terme, long de 40 centimètres, était mort et commençait à présenter des apparences de macération; toute la région scapulaire droite et le bras correspondant étaient rouge bleuâtre, ce qui vint donner raison à notre diagnostic de la présentation.

L'opération avait duré une demi-heure. Aucun vomissement chloroformique; le pouls n'avait pas, même pendant le moment de la perte de sang la plus abondante, été affaibli d'un façon inquiétante.

Transportée dans un lit bien bassiné, le pouls à 82, calme, elle fut prise de frissons intenses, que l'emploi de couvertures de laine et de cruchons d'eau chaude ne parvenait pas à arrêter, et qui ne céda qu'à une injection hypodermique de morphine, et fut remplacée par des transpirations abondantes et un sentiment de chaleur pénible.

16 juin. Nuit calme. Douleur dans le flanc gauche en respirant; pouls à 84. Cathétérismes toutes les quatre ou cinq heures. Lochies peu abondantes, sans caillots. L'abdomen commençait à se météoriser, mais n'était pas sensible à la pression. Les lèvres de la plaie abdominale étaient bien en contact, mais une certaine quantité de sérosité sanguinolente s'écoulait par l'angle inférieur; vers le soir, la situation s'assombrit; douleurs abdominales, sensation d'anxiété et de resserrement à la base de la poitrine.

Le 17. Le météorisme augmenta rapidement, et des vomissements se produisirent; l'expression du visage refléta une grande dépresssion; la fièvre s'accusa davantage. Lavements térébenthinés sans résultat. La glace, appliquée extérieurement, procura un peu de soulagement. Sulfate de quinine et cognac par la voie rectale.

Le 18. Aggravation graduelle des symptômes; augmentation du météorisme et de la dyspnée (1); une grosse sonde élastique introduite dans le rectum ne put pénétrer profondément et livra passage à quelques excréments et à un peu de gaz. Sans éprouver de vives souffrances, elle s'éteignit à 5 heures après-midi, un peu plus de trois jours entiers après l'opération.

Dr Netzel ne dit pas s'il a adossé les surfaces séreuses utérines, comme je l'ai fait, et comme le recommande Kilian. Ce professeur (a) a en effet observé que la réunion se fait toujours aux dépens de la séreuse péritonéale.

Le Dr Netzel n'indique pas non plus s'il a compris la face interne de la cavité utérine dans ses fils. Il est en effet très-important de ne passer les fils que dans la moitié de l'épaisseur de la plaie, de façon à fermer totalement la cavité utérine, par un procédé analogue à celui employé dans les fistules vésico-vaginales par la méthode dite américaine.

(1) Il est évident que la malade du Dr Netzel a succombé à l'asphyxie par impossibilité d'abaissement du diaphragme. Il l'avait si bien senti, qu'il a essayé par l'introduction d'une sonde, comme l'avaient fait le Dr Eby as-

(a) Bulletin de l'Académie royale de médecine de Belgique, t. IX, p. 449.

Autopsie. La plaie de l'abdomen est bien close et en voie de cicatrisation ; l'utérus n'est pas adhérent à la paroi antérieure ; péritonite généralisée, liquide d'un brun sale en grande quantité ; les lèvres de la section utérine, bien réunies par les sutures, sauf à l'angle inférieur, où les bords écartés laissent une petite ouverture par où le contenu de la matrice s'était épanché dans la grande cavité séreuse.

Après l'ablation des sutures, les lèvres minces et flasques de la plaie se séparèrent. Le contenu de l'utérus consistait en un petit caillot et une petite lamelle de membranes en état de décomposition.

L'insertion du placenta se faisait à la paroi postérieure, et un de ses bords atteignait l'orifice du col ; cette disposition rend compte des hémorrhagies répétées dans les derniers temps de la grossesse.

La portion de tumeur, issue de la paroi postérieure de l'utérus, et qui s'enfonçait dans le petit bassin, était mobile dans le cul-de-sac de Douglas, où elle n'est adhérente en aucun point.

L'utérus, les tumeurs qui y étaient appendues, le rectum, le vagin et la vessie sont enlevés et déposés dans de l'alcool, où les tissus subissent quelques altérations, dont la plus remarquable a été la rétraction, la condensation du tissu utérin. C'est d'après cette pièce conservée qu'est faite la description suivante.

En jetant un coup d'œil d'ensemble sur cette pièce, on peut y distinguer trois parties principales, l'utérus même avec ses annexes et la vessie qui y est fixée, et deux grandes tumeurs, l'une (C) allant au-devant de l'utérus, l'autre en arrière (B).

Utérus. L'incision, bien qu'elle ait été pratiquée sur la ligne médiane, vint tomber à droite de l'axe de l'organe ; elle commence un peu au-dessous et en avant de l'insertion du ligament rond et longe le bord droit jusqu'aux environs de l'orifice interne du col. La distance qui sépare les trompes (DD) mesure 11 centimètres ; du fond de la matrice à l'orifice externe du col, 18 centimètres ; ce dernier forme un canal aux parois minces (1), avec des orifices très-ouverts, permettant au doigt d'arriver de la cavité vaginale à celle de l'utérus. La muqueuse y est intacte, sans trace de déchirures. La partie vaginale descend à 2 centimètres dans le vagin.

---

sistant le Dr Putégnat (voyez mon Mémoire) et Malgaigne, d'obtenir l'évacuation des gaz.

J'ai la ferme conviction que la ponction capillaire, à laquelle je crois devoir rapporter en grande partie mon succès, eût rendu ici les plus grands services. Dans le cas qui m'est personnel, cette inoffensive opération amenait un soulagement tel, que la malade en réclamait instamment l'exécution aussitôt que le météorisme se reproduisait, et que je la répétai quatre fois en trente heures.

(1) Cette élongation du canal cervical a été signalée par quelques auteurs comme se liant à la présence de tumeurs fibreuses utérines insérées au niveau de cette partie de l'organe, ou de celles qui, nées d'un autre point

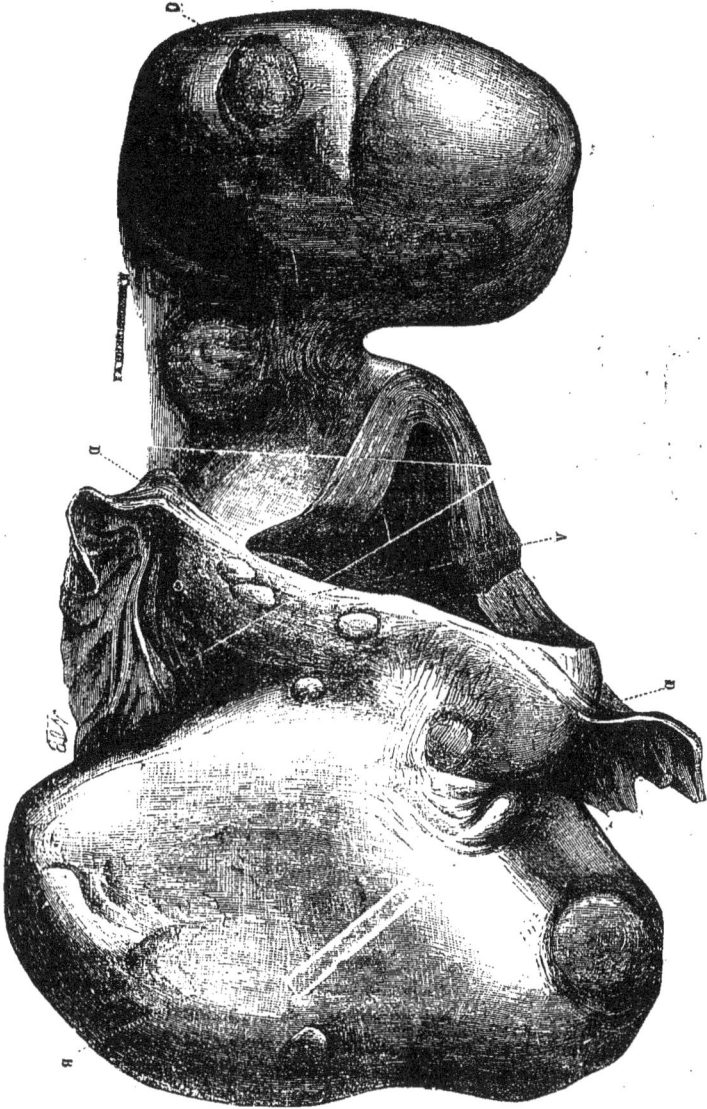

F ɣ. 9.

La tumeur la moins volumineuse (C) s'élève de la paroi antérieure obliquement, à une certaine distance du bord gauche de l'organe, mesurant 14 centimètres de longueur, 10 de largeur et de 4 à 6 d'épaisseur. Elle a la forme d'un rein, au hile duquel se rend le pédicule ; celui-ci est court, quelque peu tordu ; précisément entre ce pédicule et les parois utérines, naît une autre tumeur de forme ronde et de la grosseur d'un œuf de pigeon.

La grosse tumeur (B), partant du côté droit et de la partie postérieure avec une attache du volume du bras, a une forme allongée et irrégulière, avec les deux extrémités élargies en forme de massue. La portion qui regardait en bas est plus allongée que celle située en haut ; la plus grande longueur est de 28 centimètres ; sa largeur et son épaisseur de 10 à 14 centimètres. Il est important de faire remarquer qu'une grande partie, celle qui était enclavée dans le petit bassin, adhérait directement à la paroi utérine sur une étendue assez considérable, jusqu'au niveau de l'orifice du col, de sorte que, malgré sa mobilité apparente, la réduction n'aurait pu avoir lieu qu'en soulevant l'utérus en totalité.

Il existe en outre sur divers points du tissu utérin cinq ou six petites tumeurs, placées à plat sous la surface péritonéale, et tout à fait sessiles. Une d'elles atteint le volume d'une petite prune ; c'est celle dont on a pu suivre les déplacements pendant le cours de la grossesse.

Toutes ces tumeurs ont la même structure, elles sont dures, irrégulières, présentant une surface de section résistante et offrant les éléments microscopiques propres aux myomes utérins. Dans aucun point, on ne trouve ni ramollissement, ni dégénérescence kystique.

Cette observation présente cette intéressante particularité que l'on a pu suivre pour ainsi dire à la vue, l'augmentation de volume des myomes pendant la grossesse. Aussi, la tumeur supérieure qui, au premier examen, était de la grosseur d'une pomme, comptait 14 centimètres de diamètre au moment de l'opération ; la tumeur inférieure, qui atteignait à peine le détroit supérieur, s'étendait vers la fin jusqu'au niveau de la crête iliaque.

---

intéressaient aussi une surface du segment utérin correspondant au col. Le *Lyon médical* du 21 mai 1876 reproduit une intéressante communication faite à la Société des conférences anatomiques de Lyon, par MM. Mondau et Brottet. Il s'agit d'une tumeur fibro-musculaire de l'utérus chez une femme de 55 ans. Elle a le volume d'une tête d'enfant de 5 ans ; elle est située dans le grand bassin et s'appuie sur le détroit supérieur ; la surface ovoïde, lisse, bien circonscrite, s'élève jusqu'à l'ombilic. Une particularité remarquable est l'allongement du col utérin ; un stylet introduit dans sa cavité mesure 10 centimètres depuis le museau de tanche jusqu'à l'utérus. La cavité du corps de cet organe est elle-même peu développée ; la tumeur est formée aux dépens du fond et de la paroi postérieure de l'organe. »

Cette croissance des myomes pendant la gestation est un bien fait connu, mais n'a pas été admise par tous les auteurs. Elle a été ici si réelle, si appréciable, qu'il nous a paru profitable d'insister sur ce point.

Arrivant ensuite à la question de l'opération en elle-même, le Dr Netzel, malgré l'écoulement de sérosité sanguinolente, et un certain degré de dilatation appréciable, avoue avoir hésité vis-à-vis du peu de douleurs, et n'avoir pas eu la certitude absolue de la rupture de la poche amniotique.

En effet, l'utérus se contracte mal dans le cas de fibrômes utérins.

J'ai établi, dans mon travail, qu'alors on opérait le plus souvent sans qu'il y eut la moindre contraction utérine. Il a attendu, et, sur ces entrefaites, l'enfant est mort.

Je reconnais franchement, ajoute-t-il, la faute commise en ne pratiquant pas l'opération le 13 ou le 14 juin, le plus tôt aurait été le mieux. On y aurait gagné la certitude de sauver l'enfant et la possibilité de sauver la mère.

Le Dr Netzel discute ensuite les raisons qui lui ont fait préférer l'opération césarienne à l'embryotomie, manœuvre obstétricale qui, à nos yeux, ne saurait être même mise en discussion dans la circonstance présente, d'abord parce que, malgré les perfectionnements apportés par le professeur Pajot, elle ne saurait réussir dans un espace aussi rétréci, ensuite parce qu'elle prédispose aux accidents après l'opération césarienne à laquelle on est presque toujours obligé de recourir après.

Voici l'abrégé d'une observation qui donne, je pense, raison à ma manière de voir (1) :

Femme de 30 ans. Cinq accouchements antérieurs; les deux derniers ont nécessité la version (2). Dès après la naissance du dernier enfant, qui re-

---

(1) In the american Journal of obstetrics. February 1876, p. 612.

(2) Il est digne de remarque que presque toutes les fois que l'on a eu affaire à une multipare, les grossesses et les accouchements antérieurs ont été graduellement rendus de plus en plus difficiles par la présence de la tumeur, dont le développement recevait à chaque gestation un véritable coup de fouet et une incitation hypertrophique nouvelle. Sur 6 cas appartenant à des multipares, j'ai relevé, comme accouchements antérieurs, 1 couche heureuse, 2 avortements, 1 couche très-difficile, 2 applications de forceps

monte à quatre ans, elle a vu se développer une tumeur fibreuse, pour laquelle le D⁣r Thomas a recommandé la continence, faisant pressentir tous les dangers qu'une nouvelle grossesse ferait courir.

Elle ne tint pas compte de cette recommandation. Appelé près d'elle quand déjà le travail durait depuis plusieurs heures, il trouva la poche des eaux rompue depuis cinq heures et demie, les douleurs affaiblies, le pouls et la chaleur normaux, le cordon froid et sans pulsations, pendait entre les jambes de la malade.

Au toucher vaginal, on trouvait une tumeur fibreuse large et dure, adhérente à la paroi postérieure et aux bords de l'utérus, et obstruant l'excavation dans sa presque totalité, à l'exception du segment antérieur.

A travers de l'espace rétréci laissé libre en ce point, deux doigts pouvaient passer à peine, et cela encore après avoir, l'anesthésie ayant été obtenue, introduit la main entière dans le vagin; par ce moyen, on arrivait sur la tête du fœtus, laquelle était considérablement élevée au-dessus du niveau du détroit supérieur.

Après une consultation, on tenta successivement *la version, la crâniotomie* et *l'embryotomie,* mais en vain. On en arriva, en dernier ressort, à l'opération césarienne.

Éthérisation. Incision allant jusqu'à l'utérus. Aussitôt le sang arrêté, on sectionna l'organe lui-même, et l'enfant, bientôt suivi du placenta, fut extrait rapidement. Une malaxation de la matrice et une injection hypodermique d'ergotine excita les contractions, et la plaie utérine fut soigneusement fermée par des sutures de fil d'argent interrompues. Aucun fluide, aucune goutte de sang n'ayant pénétré dans le sac péritonéal, on réunit immédiatement l'incision des parois abdominales également par des sutures de fil d'argent.

Toute l'opération n'avait duré que vingt minutes. La nuit suivante fut bonne, le calme étant entretenu par l'usage de la morphine. *Un médecin ne la quitta pas d'un instant* (1). Le moral était bon et tout alla bien pendant les vingt-quatre heures qui suivirent l'hystérotomie. Malheureusement, une péritonite suraiguë éclata alors, avec une violence et une soudaineté telles qu'en deux jours, elle enlevait la malade.

L'observation ne relate pas qu'il y ait eu autopsie.

Pour compléter la série des observations que j'ai donnée, je reproduis ici l'analyse des deux cas que le D⁣r Netzel a résumés, et dont je n'avais pas eu connaissance.

Le premier en date est celui de Spiegelberg (2) :

---

(1) Nous ne saurions trop recommander cette pratique, empruntée à celle des ovariotomistes. C'est en grande partie à la constance e à l'opportunité des soins de tous les moments que je crois devoir le succès que j'ai obtenu dans un cas en apparence des plus défavorables.

(2) *Gyn. arch.* 1863, vol. V, livraison I, p. 110.

La tumeur, du volume d'une tête d'adulte, avait pour point de départ la paroi inférieure gauche du col, remplissait la plus grande partie du petit bassin, et s'élevait très-haut dans la cavité abdominale. Opération césarienne. Le sang coula abondamment de l'excavation utérine et de la surface placentaire ; l'utérus ne se contracta pas. C'est pourquoi la plaie utérine fut rapidement fermée à l'aide de dix sutures, après lesquelles l'hémorrhagie s'arrêta. Le fœtus était mort avant l'opération. La femme succomba douze heures après.

La seconde ne remonte qu'à 1870.

B. Hiks (1) opéra dans un cas où la plus grande partie du détroit supérieur était occupée par un myôme de la grosseur d'une tête d'enfant, sortant du côté droit du col et adhérant fortement aux parois du bassin près de la symphyse sacro-iliaque gauche. Il y avait aussi plusieurs tumeurs de moindre volume dans le tissu utérin, surtout près du fond.

L'hémorrhagie fut assez forte et de l'incision et des parois de l'utérus et ne se calma qu'après l'usage du perchlorure de fer. Les parois de l'utérus et de l'abdomen furent réunies par des sutures d'argent, quelques-unes d'entre elles comprenant les deux incisions. La femme mourut le quatrième jour.

L'enfant, à 7 mois de vie intra-utérine, fut extrait vivant, mais mourut peu de temps après.

Netzel parle encore de deux cas à la source desquels il n'a pu remonter, et qui sont cités par Harris dans l'*American Journal of obst.* 1872, vol. IV, n° 4, p. 632 et 647.

L'un appartient à Shipmann, 1845.

Tumeur fibreuse très-volumineuse ; opération césarienne ; mort une heure après l'opération. L'enfant était mort avant.

Le second est dû à Conway, 1863.

Tumeur fibreuse très-volumineuse. Opération césarienne. La femme s rétablit ; il n'est rien dit de l'enfant.

Quoique ces cas présentent peu de détails, je ne me montrerai pas aussi difficile que notre confrère suédois, et je leur donnerai place dans notre statistique.

Ces quatre dernières observations réunies à celles de Netzel, de Thomas, citée plus haut, à la mienne, et à celles que j'ai classées, élèvent le nombre des cas à 28, sur lesquels il n'y a eu que quatre succès.

---

(1) Obst. Transactions, 1870, vol. XV, p. 99.

Quant aux enfants, il y a eu 14 vivants, 7 morts avant, 1 pendant l'opération, 1 quelque temps après ; 5 observations sont silencieuses sur le sort de l'enfant.

Nous ne pouvons faire entrer en ligne de compte le fait suivant, parce que l'opération césarienne ne put être terminée, mais nous pensons devoir en donner une analyse qui montrera à quelles difficultés on s'expose en entreprenant l'hystérotomie pour tumeurs utérines compliquant l'accouchement, et en même temps pour faire juger jusqu'où peut aller l'audace, je dirai même la témérité bien connue déjà de nos confrères transatlantiques.

Il s'agit d'une femme H..., âgée de 37 ans. Habituellement bien réglée elle s'était mariée en 1867 ; un mois après son mariage, elle avait constaté la présence d'une augmentation de volume de l'hypochondre gauche. Un an après, ses règles ayant disparu et le ventre prenant une extension rapide, elle soupçonna qu'elle était grosse. Le 16 juillet 1868, le terme de cette grossesse probable étant expiré, elle s'adressa au Dr H. R. Stover.

Le ventre, très-large, est d'aspect irrégulier. Dans la région hypogastrique, il existe une tumeur en quelque sorte inégale, dans laquelle se dessine une espèce de dépression qui s'étend diagonalement à travers l'abdomen et vient finir dans une autre tumeur siégeant dans l'hypochondre gauche. La palpation de la première donne la sensation de l'utérus distendu ; à travers ses parois, on peut percevoir la présence des membres du fœtus, dont les mouvements ne purent être rigoureusement constatés. Mais l'auscultation révéla l'existence de la circulation fœtale.

La tumeur du côté gauche était ronde, régulière, ferme, élastique.

Par le toucher vaginal, le doigt tombait de suite en arrière, latéralement à gauche et tout à fait en bas, vers le détroit inférieur sur un corps rond, solide, qui remplissait si complètement la cavité pelvienne que l'espace qu séparait un des côtés de l'autre ne dépassait pas 1 pouce et demi.

Le doigt, introduit dans cette étroite filière, atteignait avec peine le co utérin, situé très-haut à droite, et comme figé dans sa position.

Les douleurs se montrèrent et les eaux s'écoulèrent le 18 juillet. La tête de l'enfant se présentait pressant de haut en bas sur la tumeur ci-dessus décrite. On laissa la malade livrée aux seules forces de la nature pendant quelques jours. Le 21, aucun changement ; opération césarienne rendue nécessaire par l'impossibilité d'intervenir autrement, vu le peu d'espace qui subsistait entre la tumeur et les parois du bassin.

A l'incision du péritoine, il se présenta une grosse tumeur, molle, de couleur bleuâtre ; la main, introduite dans la cavité séreuse, établit l'existence d'un cysto-fibrome siégeant à la partie gauche et antérieure de l'utérus, avec un prolongement presque aussi volumineux qu'une tête de fœtus, fortement adhérent en bas aux parois du bassin. A droite, on trouvait l'utérus mais en tel état de rétroflexion qu'il était, dans cette situation, difficile de aire porter sur lui un instrument tranchant. Une incision exploratrice ut pratiquée sur la tumeur de gauche. Chaque coup du bistouri révélait une série régulière de couches concentriques de tissu fibroïde, d'aspect peu différent de celui de l'utérus. Après avoir atteint environ une étendue de 2 pouces par le bas, on pénétra tout à coup dans une cavité pleine d'une substance demi-fluide, épaisse, brunâtre, résultant évidemment de la dégénérescence des fibromes. L'hémorrhagie étant déjà profuse, le Dr Stover étendit rapidement l'incision jusque dans la cavité utérine, et procéda à l'extraction d'un enfant mâle pesant 8 livres, mais étant, ainsi que le placenta, dans un état avancé de décomposition.

L'hémorrhagie venant de la surface de section utérine, et de la surface placentaire, entretenue par le défaut de contractions, était effrayante.

En face de cet accident, le Dr Stover jugea nécessaire d'enlever le plus possible de cette masse, en y comprenant l'utérus et la tumeur fibro-cystique de la paroi gauche, laissant nécessairement en place le prolongement postérieur, dont les adhérences avec le bassin n'auraient pu être déchirées ou disséquées.

En conséquence, un trocart de grosse dimension transperça l'utérus au niveau du segment supérieur du col ; une double corde métallique passée à travers sa canule, servit à lier de chaque côté les tissus compris dans les anses qu'elle formait ; craignant que cette constriction ne fut pas suffisante, la chaîne de l'écraseur fut passée au-dessous de la canule, et l'intrument mis lentement en action. Après la séparation de la masse, le fer rouge fut appliqué sur le moignon. Malgré ces précautions, et redoutant le retour de l'hémorrhagie, le Dr Stover appliqua sur cette espèce de pédicule un *clamp-shield* de son invention.

Toilette du péritoine, des caillots qui le remplissaient. — Sutures de fils d'argent qui comprenaient le feuillet séreux. — L'opération avait duré 3 heures.

La malade se remit vite et se plaignit un peu de douleurs et de malaise pendant la première journée. Mais le lendemain, un écoulement fétide se produisit par la plaie ; la fièvre s'alluma ; le pouls s'accéléra ; la malade devint somnolente, s'affaiblit graduellement et mourut à six heures du soir le 25 juillet (1).

Qu'il me soit permis, en terminant cet article, de remercier le Dr Netzel d'avoir accédé si libéralement à mon désir, en faisant profiter le public médical français de son attachante observation et des recherches dont elle a été le point de départ.

(1) Extirpation of the puerperal uterus by the abdominal section, *in Journal of the gynæcological Society of Boston*, vol. I, n° 4, p. 223.

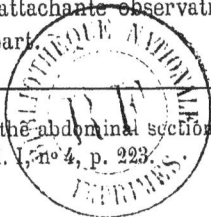

Paris. — Typ. A. PARENT, rue Monsieur-le-Prince, 29-31.

www.ingramcontent.com/pod-product-compliance
Lightning Source LLC
Chambersburg PA
CBHW060532200326

41520CB00017B/5215